PCOS-DIÄT-KOCHBUCH

FÜR DIABETIKER

Gesunde und köstliche Rezepte zum Abnehmen, zur Kontrolle der Insulinresistenz und zur Vorbeugung von Diabetes

David T. Salcedo

Inhaltsverzeichnis

EINFÜHRUNG

Emma entdeckte eine tiefgreifende Reise in Richtung Gesundheit in einem wunderschönen Dorf, versteckt zwischen sanften Hügeln und grünen Wiesen, lernte die Geheimnisse der Behandlung des polyzystischen Ovarialsyndroms (PCOS) kennen und widerstand den Schatten von Insulinresistenz und Diabetes.

Emmas Geschichte entfaltete sich, als sie sich mit den Feinheiten von PCOS auseinandersetzte, einem täglichen Kampf mit der drohenden Diabeteserkrankung und dem Kampf, ihr Gewicht zu halten. Emma tauchte in die Welt der PCOS-Diäten ein und suchte nach einer Möglichkeit, nicht nur die Insulinresistenz zu bekämpfen, sondern auch das Gewicht zu verlieren, das zu einem unangenehmen Begleiter geworden war.

Ihre Küche wurde in ein Labor verwandelt, wobei jede Komponente als mögliches Mittel in ihrem Kampf für eine bessere Gesundheit diente. Emma kreierte Mahlzeiten, die nicht nur ihre Geschmackssinne verwöhnten, sondern dank ihres neu entdeckten Bewusstseins für das Makronährstoffgleichgewicht, die Rolle von Ballaststoffen und den Wert nährstoffreicher Lebensmittel auch ihren Körper von innen heraus nährten.

Als die Tage zu Wochen wurden, vollzog sich eine dramatische Metamorphose. Emma sah, wie die Last, die sie an Zweifeln und Ängsten gefesselt hatte, allmählich nachließ. Es war mehr als eine physische Veränderung, es war ein Auslassen von Zweifeln, ein Schritt in Richtung einer lebendigeren Zukunft.

Der Zauber lag in der Synergie von Proteinen, Kohlenhydraten und Lipiden – einer ausgewogenen Symphonie, die die Kontrolle der Insulinresistenz steuert. Emmas Mahlzeiten entwickelten sich zu wirksamen Instrumenten zur Regulierung ihres Blutzuckerspiegels, einem entscheidenden Schutz gegen die drohende Diabetes-Erkrankung.

Mit jedem nahrhaften Bissen stellte Emma ihr Autoritätsgefühl wieder her. Ihre Reise wurde zu mehr als nur einer Feier größerer Energie, Widerstandsfähigkeit und einer veränderten Beziehung zum Essen. In Emmas Küche können die Zutaten nicht nur heilen, sondern auch die

Geschichte ihres Lebens neu schreiben – ein Triumph gegen PCOS, Insulinresistenz und Diabetes-Prävention.

HÄUFIGE SYMPTOME UND ZUSAMMENHÄNGE VON PCOS UND DIABETES

Polyzystisches Ovarialsyndrom (PCOS)

PCOS ist eine hormonelle Erkrankung, die vor allem Frauen im gebärfähigen Alter betrifft. Charakteristisch ist ein Ungleichgewicht der Sexualhormone mit einem Überschuss an Androgenen (männlichen Hormonen) im Vergleich zu Östrogen und Progesteron. Das Ungleichgewicht des Hormons kann zur Bildung winziger Zysten an den Eierstöcken führen.

Häufige Symptome

1. Unregelmäßige Menstruationszyklen: PCOS-Patienten haben häufig unregelmäßige oder fehlende Menstruationszyklen.

2. PCOS kann die natürliche Freisetzung von Eizellen aus den Eierstöcken beeinträchtigen, was zu Fruchtbarkeitsschwierigkeiten führen kann.

3. Hyperandrogenismus: Ein zu hoher Androgenspiegel kann Akne, Hirsutismus (übermäßiger Haarwuchs) und männlichen Haarausfall verursachen.

4.Polyzystische Eierstöcke: Die Eierstöcke können winzige Zysten enthalten. Das Wort könnte jedoch irreführend sein, da Zysten nicht bei allen Frauen mit PCOS auftreten.

Insulinresistenz: Insulinresistenz ist ein kritischer Aspekt von PCOS, bei dem die Körperzellen weniger empfänglich für die Wirkung von Insulin werden. Insulin ist ein Hormon, das den Blutzuckerspiegel reguliert, indem es die Aufnahme von Glukose in die Zellen ermöglicht. Wenn Zellen eine Insulinresistenz entwickeln, produziert die Bauchspeicheldrüse zum Ausgleich mehr Insulin.

Ein erhöhter Insulinspiegel kann die Androgenproduktion in den Eierstöcken steigern und die bei PCOS auftretenden hormonellen Anomalien verstärken. Insulinresistenz ist auch mit Gewichtszunahme verbunden, und Fettleibigkeit ist in vielen Situationen eine häufige Ursache für PCOS.

Diabetes

Diabetes ist eine chronische Stoffwechselstörung, die durch einen erhöhten Blutzuckerspiegel gekennzeichnet ist, der durch unzureichende Insulinsynthese, schlechte Insulinverwertung oder eine Kombination aus beidem verursacht wird. Diabetes wird in zahlreiche Kategorien eingeteilt, die häufigsten davon sind Typ 1 und Typ 2.

Häufige Symptome

1. Erhöhter Durst und Urin: Ein hoher Blutzuckerspiegel führt zu erhöhtem Durst und Urin.

2. Müdigkeit: Ein Energiemangel kann durch eine unzureichende Glukoseaufnahme durch die Zellen entstehen.

3. Unerklärlicher Gewichtsverlust (Typ-1-Diabetes): Dies kommt häufiger bei Typ-1-Diabetes vor, bei dem das körpereigene Immunsystem auf insulinproduzierende Zellen der Bauchspeicheldrüse abzielt und diese zerstört.

4. Ein hoher Blutzuckerspiegel kann zu verschwommenem Sehen führen.

Zusammenhang mit Insulinresistenz: Typ-2-Diabetes, die häufigste Form, ist eng mit einer Insulinresistenz verbunden. Die Körperzellen geben dem Insulin nicht nach, wodurch der Blutzuckerspiegel ansteigt, und mit der Zeit kann es für die Bauchspeicheldrüse schwierig werden, genügend Insulin zu produzieren, um den Widerstand auszugleichen.

Zusammenhang zwischen PCOS und Diabetes:

1. Insulinresistenz: Insulinresistenz ist sowohl mit PCOS als auch mit Typ-2-Diabetes verbunden. Insulinresistenz kann zu den hormonellen Anomalien bei PCOS und den hohen Blutzuckerwerten bei Diabetes beitragen.

2. Risikofaktoren: Frauen mit PCOS haben im späteren Leben ein höheres Risiko, an Typ-2-Diabetes zu erkranken, insbesondere wenn sie fettleibig sind. Der Zusammenhang könnte auf gemeinsame erbliche Variablen sowie den Einfluss der Insulinresistenz auf beide Krankheiten zurückzuführen sein.

3. Änderungen des Lebensstils: Änderungen des Lebensstils, wie eine gesunde Ernährung und häufige Bewegung, sind entscheidend für die Kontrolle von PCOS und Diabetes. Diese Modifikationen können die Insulinsensitivität erhöhen und die Blutzuckerregulierung unterstützen.

Bedeutung einer ausgewogenen Ernährung bei der Behandlung von PCOS und Diabetes

Eine ausgewogene Ernährung ist bei der Behandlung des polyzystischen Ovarialsyndroms (PCOS) und von Diabetes von größter Bedeutung, da sie erhebliche Auswirkungen auf wichtige Aspekte dieser Erkrankungen haben kann. Hier sind mehrere Gründe, warum eine ausgewogene Ernährung für Menschen mit PCOS und Diabetes von entscheidender Bedeutung ist:

1. Blutzuckerkontrolle

Eine gesunde Ernährung trägt zur Regulierung des Blutzuckerspiegels bei, was für Diabetiker von entscheidender Bedeutung ist. Blutzuckerspitzen können durch den Verzehr von Lebensmitteln mit niedrigem glykämischen Index und die Integration komplexer Kohlenhydrate reduziert werden, was eine insgesamt verbesserte Glukoseregulierung unterstützt.

2. Insulinsensitivität:

Insulinresistenz kommt häufig bei Menschen mit PCOS oder Typ-2-Diabetes vor. Eine ausgewogene Ernährung kann die Insulinsensitivität verbessern, sodass der Körper effektiver auf Insulin reagieren kann und die Notwendigkeit einer übermäßigen Insulinproduktion minimiert wird. Dies kann bei der Blutzuckerkontrolle hilfreich sein.

3. Gewichtsmanagement

Fettleibigkeit ist sowohl mit PCOS als auch mit Typ-2-Diabetes verbunden. Eine Gewichtskontrolle erfordert eine ausgewogene Ernährung sowie regelmäßige körperliche Aktivität. Die Aufrechterhaltung eines gesunden Gewichts kann die Insulinsensitivität erhöhen, Entzündungen reduzieren, PCOS-Symptome lindern und das Risiko von Diabetes-Komplikationen verringern.

4. Hormonelles Gleichgewicht

PCOS wird durch hormonelle Anomalien wie hohe Androgenspiegel definiert. Bestimmte Lebensmittel, beispielsweise solche mit einem hohen Gehalt an Omega-3-Fettsäuren und Antioxidantien, können die Hormonregulierung und die Entzündungshemmung unterstützen. Eine abwechslungsreiche Ernährung mit verschiedenen Lebensmitteln fördert das hormonelle Gleichgewicht und lindert möglicherweise die PCOS-Symptome.

5. **Herz Gesundheit**

Sowohl Diabetes als auch PCOS erhöhen das Risiko für Herz-Kreislauf-Probleme. Eine herzgesunde Ernährung, die reich an mageren Proteinen, Vollkornprodukten, Obst und Gemüse ist, kann dabei helfen, den Cholesterinspiegel zu regulieren und das Risiko von Herz-Kreislauf-Erkrankungen zu senken, was bei Menschen mit diesen Erkrankungen ein erhebliches Problem darstellt.

6. **Nährstoffdichte**

Eine ausgewogene Ernährung versorgt den Körper mit einer Vielzahl wichtiger Nährstoffe. Dies ist für die allgemeine Gesundheit von entscheidender Bedeutung und hilft, bestimmte Nährstoffmängel wie Vitamin D, Magnesium und einige Antioxidantien zu beheben, die bei Menschen mit PCOS oder Diabetes häufiger auftreten können.

7. **Langfristige Gesundheit und Prävention**

Eine ausgewogene Ernährung ist ein langfristiger Ansatz zur Behandlung von PCOS und Diabetes. Es behandelt nicht nur unmittelbare Symptome, sondern spielt auch eine wichtige Rolle bei der Vorbeugung von Problemen im

Zusammenhang mit bestimmten Erkrankungen und steigert so das allgemeine Wohlbefinden.

8. Darmgesundheit

Neue Forschungsergebnisse zeigen einen Zusammenhang zwischen der Darmgesundheit und Krankheiten wie PCOS und Diabetes. Eine ballaststoffreiche Ernährung sorgt für eine gesunde Darmflora, die den Stoffwechsel, Entzündungen und die Insulinsensitivität positiv beeinflussen kann.

Diabetes im Zusammenhang mit Pcos verstehen

Arten von Diabetes und ihre Beziehung zu PCOS

Diabetes gibt es in vielen Formen und ihre Wechselwirkungen mit dem polyzystischen Ovarialsyndrom (PCOS) sind unterschiedlich. Typ-1-Diabetes und Typ-2-Diabetes sind die beiden häufigsten Formen. Hier ist eine Übersicht über jede Kategorie und wie sie sich auf PCOS bezieht:

1. **Diabetes Typ 1**

Typ-1-Diabetes ist eine Autoimmunerkrankung, bei der das Immunsystem versehentlich insulinproduzierende Betazellen in der Bauchspeicheldrüse angreift und zerstört, wodurch wenig oder gar kein Insulin produziert wird.

Verbindung zu PCOS: Der Zusammenhang zwischen PCOS und Typ-1-Diabetes ist nicht so klar wie zwischen Typ-2-Diabetes und PCOS. Andererseits besteht bei Personen mit PCOS möglicherweise ein höheres Risiko, an Autoimmunerkrankungen wie Typ-1-Diabetes zu erkranken. Dieser Zusammenhang könnte durch gemeinsame genetische Variablen und eine Fehlfunktion des Immunsystems erklärt werden.

2. **Typ 2 Diabetes**

Definition: Typ-2-Diabetes zeichnet sich durch eine Insulinresistenz aus, die auftritt, wenn die Körperzellen nicht richtig auf Insulin reagieren und die Bauchspeicheldrüse nicht genügend Insulin produziert, um dies auszugleichen.

Verbindung zu PCOS

Insulinresistenz: Insulinresistenz hängt normalerweise mit PCOS und Typ-2-Diabetes zusammen. Insulinresistenz trägt zu hormonellen Anomalien und einer Androgenüberproduktion bei PCOS bei. Bei Typ-2-Diabetes führt eine Insulinresistenz zu einem hohen Blutzuckerspiegel.

Gemeinsame Risikofaktoren: Fettleibigkeit, Bewegungsmangel und genetische Veranlagung sind allesamt Risikofaktoren, die PCOS und Typ-2-Diabetes gemeinsam haben. Viele Frauen mit PCOS haben im späteren Leben ein höheres Risiko, an Typ-2-Diabetes zu erkranken, insbesondere wenn sie fettleibig sind

Auswirkungen des Lebensstils: Lebensstilfaktoren wie Ernährung und Bewegung sind wichtig für die Behandlung von PCOS und Typ-2-Diabetes. Ein gesunder Lebensstil, zu dem eine ausgewogene Ernährung und häufige körperliche Aktivität gehören, kann die Insulinsensitivität verbessern und dabei helfen, beide Krankheiten besser zu bewältigen.

3. Schwangerschaftsdiabetes

Definition: Schwangerschaftsdiabetes entsteht während der Schwangerschaft, wenn der Körper nicht in der Lage ist, genügend Insulin zu produzieren, um den steigenden Bedarf zu decken, was zu einem erhöhten Blutzuckerspiegel führt.

Verbindung zu PCOS: Frauen mit PCOS haben möglicherweise ein höheres Risiko, an Schwangerschaftsdiabetes zu erkranken. Insulinresistenz ist ein gemeinsames Merkmal beider Erkrankungen und hormonelle Ungleichgewichte bei PCOS können während der Schwangerschaft zu einer Glukoseintoleranz führen.

4. Andere Arten

Sekundärer Diabetes: Diabetes kann in manchen Situationen als Folge anderer Faktoren wie bestimmter Medikamente, Hormonstörungen oder Erkrankungen der Bauchspeicheldrüse auftreten.

Prädiabetes: Prädiabetes ist eine Erkrankung, bei der der Blutzuckerspiegel zwar erhöht, aber nicht hoch genug ist, um als Diabetes eingestuft zu werden. Es ist ein Risikofaktor für Typ-2-Diabetes und steht häufig im Zusammenhang mit einer Insulinresistenz.

Der Einfluss der Insulinresistenz auf das Diabetesmanagement

Insulinresistenz ist wichtig für die Entwicklung und Kontrolle von Diabetes, insbesondere beim Typ-2-Diabetes. Es ist von entscheidender Bedeutung zu verstehen, wie sich die Insulinresistenz auf die Diabetesversorgung auswirkt. Hier sind einige wichtige Elemente, die zeigen, wie sich Insulinresistenz auf Diabetes auswirkt:

1.Reduzierte Glukoseaufnahme

Normale Funktion: Bei einem gesunden Menschen fördert Insulin die Aufnahme von Glukose in die Zellen, wo sie zur Energiegewinnung genutzt oder zur späteren Verwendung gespeichert werden kann.

Insulinresistenz führt dazu, dass Zellen weniger empfänglich für Insulinsignale werden, was zu einer verminderten Glukoseabsorption führt. Dies führt zu einem hohen Blutzuckerspiegel, der ein Kennzeichen von Diabetes ist.

2.Hyperinsulinämie

Die Bauchspeicheldrüse schüttet Insulin aus, um den Zellen bei der Aufnahme von Glukose zu helfen, wenn der Blutzuckerspiegel nach dem Essen ansteigt.

Auswirkungen der Insulinresistenz: Wenn Zellen gegen Insulin resistent werden, passt sich die Bauchspeicheldrüse an, indem sie mehr Insulin produziert. Dies führt zu einer Hyperinsulinämie oder einem hohen Insulinspiegel im Blut. Ein anhaltend erhöhter Insulinspiegel kann zu einer Vielzahl von Stoffwechselproblemen führen.

3.Ungleichgewichte der Hormone

Normale Hormonregulation: Insulin beeinflusst neben dem Glukosestoffwechsel auch das Gleichgewicht anderer Hormone, einschließlich derjenigen, die mit Appetit und Stoffwechsel zusammenhängen.

Auswirkungen der Insulinresistenz: Störungen der Insulinsignalisierung können zu hormonellen Anomalien führen. Bei Erkrankungen wie dem polyzystischen Ovarialsyndrom (PCOS), bei denen eine Insulinresistenz weit verbreitet ist, kann es zu einer Überproduktion von Androgenen (männlichen Hormonen) kommen, was zu Symptomen wie unregelmäßigen Menstruationsperioden und Unfruchtbarkeit führt.

4.Das Risiko für Typ-2-Diabetes steigt

Normale Funktion: Bei einem gesunden Menschen reguliert Insulin effektiv den Blutzucker und verhindert, dass er diabetische Werte erreicht.

Auswirkungen der Insulinresistenz: Wenn die Insulinresistenz über einen längeren Zeitraum anhält, kann es sein, dass die Bauchspeicheldrüse Schwierigkeiten hat, genügend Insulin zu produzieren, um die Resistenz zu überwinden. Dies kann zu einem kontinuierlich erhöhten Blutzuckerspiegel führen und schließlich zu Typ-2-Diabetes führen.

5.Risiko kardiovaskulärer Komplikationen

Insulin hat eine gefäßerweiternde Wirkung, die zur Entspannung der Blutgefäße und zur Regulierung des Blutdrucks beiträgt.

Insulinresistenz ist mit endothelialer Dysfunktion und Entzündung verbunden, was zu einem erhöhten Risiko für Herz-Kreislauf-Probleme wie Bluthochdruck und Arteriosklerose beiträgt.

6.Insulinsensitivität und Lebensstilfaktoren

Normale Funktion: Die Insulinsensitivität wird durch Lebensstilfaktoren wie Ernährung und Bewegung beeinflusst.

Die Insulinresistenz kann durch einen sitzenden Lebensstil und eine Ernährung mit hohem Anteil an raffinierten Kohlenhydraten und gesättigten Fetten verstärkt werden. Regelmäßige körperliche Bewegung und eine ausgewogene Ernährung können hingegen die Insulinsensitivität verbessern und so bei der Diabetesbehandlung von Vorteil sein.

7.Behandlungsmethoden

Normale Funktion: In den frühen Phasen der Insulinresistenz können Änderungen des Lebensstils ausreichen, um den Blutzuckerspiegel zu kontrollieren.

Auswirkungen der Insulinresistenz: Wenn sich die Insulinresistenz verschlimmert, können Behandlungen wie orale Diabetesmedikamente oder eine Insulintherapie erforderlich sein, um die Regulierung des Blutzuckerspiegels zu unterstützen.

PCOS-freundliche Diäten

Makronährstoffbilanz

1. Kohlenhydrate

Wählen Sie komplexe Kohlenhydrate gegenüber einfachen Süßigkeiten, wenn es um die Qualität geht. Wählen Sie Vollkornprodukte, Hülsenfrüchte, Obst und Gemüse für anhaltende Energie und Ballaststoffe, die zur Kontrolle des Blutzuckerspiegels beitragen.

Portionskontrolle: Seien Sie vorsichtig bei der Portionsmenge, um einen Anstieg des Blutzuckers zu vermeiden. Berücksichtigen Sie den glykämischen Index der Kohlenhydrate und wählen Sie Alternativen mit niedrigem glykämischen Index für ein gleichmäßigeres Energieniveau.

2. Proteine

Schließen Sie magere Proteinquellen ein: Wählen Sie magere Proteinquellen wie Geflügel, Fisch, Linsen und Tofu. Protein trägt zum Erhalt der Muskelmasse bei, fördert das Sättigungsgefühl und hat keinen Einfluss auf den Blutzuckerspiegel.

Verteilen Sie die Proteinaufnahme: Verteilen Sie die Proteinaufnahme über den Tag, um die Muskelsynthese und die Appetitkontrolle zu verbessern.

3. Fette

Wählen Sie ungesättigte Fette: Ungesättigte Fette kommen in Avocados, Nüssen, Samen und Olivenöl vor. Gesättigte Fette und Transfette sollten vermieden werden, da sie zur Insulinresistenz und zum kardiovaskulären Risiko beitragen können.

Mäßige Aufnahme: Obwohl Fette notwendig sind, müssen sie in Maßen konsumiert werden. Um die Kalorienaufnahme zu kontrollieren, achten Sie auf die Portionsgrößen.

Bedeutung von Ballaststoffen und ihre Rolle bei der Blutzuckerkontrolle

1. Lösliche und unlösliche Ballaststoffe

Lösliche Ballaststoffe, die in Hafer, Hülsenfrüchten und Früchten vorkommen, erzeugen ein gelartiges Material, das die Verdauung und die Glukoseaufnahme hemmt. Dies hilft bei der Regulierung des Blutzuckerspiegels.

Unlösliche Ballaststoffe, die in gesundem Getreide und Gemüse enthalten sind, verleihen der Ernährung mehr Volumen und fördern gleichzeitig die Gesundheit des Verdauungssystems.

2. Sättigung und Gewichtskontrolle

Sättigung: Ballaststoffreiche Lebensmittel fördern das Sättigungsgefühl und senken den Gesamtkalorienverbrauch. Dies kann bei der Gewichtskontrolle helfen, was bei der Behandlung von PCOS und Diabetes wichtig ist.

Übermäßiges Essen verhindern: Ballaststoffreiche Mahlzeiten können Menschen mit Insulinresistenz helfen, übermäßiges Essen zu vermeiden, indem sie ihr Zufriedenheitsgefühl steigern.

3. Blutzuckerstabilisierung

Langsame Verdauung: Ballaststoffe verlangsamen die Kohlenhydratverdauung und -aufnahme und verhindern so einen Anstieg des Blutzuckers. Dies gilt insbesondere für Menschen mit Insulinresistenz oder Diabetes.

Verbesserung der Insulinsensitivität: Der Verzehr von Ballaststoffen wird mit einer besseren Insulinsensitivität in

Verbindung gebracht, wodurch der Körper Insulin effektiver nutzen kann.

Auswahl nährstoffreicher Lebensmittel

1. Vollwertkost vs. verarbeitete Lebensmittel:

Priorisieren Sie Vollwertkost: Wählen Sie anstelle von stark verarbeiteten Lebensmitteln Vollwertkost und nur minimal verarbeitete Lebensmittel. Vollwertkost ist reich an Vitaminen, Mineralien und Antioxidantien und daher für die allgemeine Gesundheit unerlässlich.

Reduzieren Sie den Verzehr verarbeiteter Lebensmittel: Verarbeitete Lebensmittel enthalten häufig zusätzliche Süßigkeiten, schädliche Fette und weniger Nährstoffe. Diese können zu einer Gewichtszunahme und einer Verschlechterung der Insulinresistenz führen.

2. Essen mit Bewusstsein

Achten Sie auf Hungersignale: Üben Sie achtsames Essen, indem Sie auf Hunger- und Sättigungssignale achten. Vermeiden Sie Ablenkungen während der Mahlzeiten, um das Bewusstsein für die Nahrungsmengen zu schärfen.

Flüssigkeitszufuhr: Es ist wichtig, ausreichend Flüssigkeit zu sich zu nehmen. Wasserreiche Lebensmittel wie Obst und Gemüse helfen bei der Flüssigkeitszufuhr und Nährstoffaufnahme.

3. Portionsverwaltung

Ausgewogene Mahlzeiten: Wählen Sie Mahlzeiten, die eine Vielzahl von Kohlenhydraten, Proteinen und Fetten enthalten. Die Portionskontrolle hilft beim Kalorienmanagement und beim Gewichtsmanagement.

Essensplanung für PCOS und Diabetes

Ausgewogene und sättigende Mahlzeiten zubereiten

1. Wählen Sie Komplexe Kohlenhydrate

Es sollten Vollkornprodukte wie Quinoa, brauner Reis und Hafer gewählt werden. Diese haben einen niedrigeren glykämischen Index, was einen Anstieg des Blutzuckers verhindert.

Ballaststoffreiche Mahlzeiten: Essen Sie ballaststoffreiche Mahlzeiten wie Hülsenfrüchte, Obst und Gemüse, um die Verdauung und die Blutzuckerregulierung zu unterstützen.

2. Priorisieren Sie magere Proteinquellen

- Magere Proteinquellen: Nehmen Sie magere Proteine wie Geflügel, Fisch, Tofu und Linsen in Ihre Ernährung auf. Protein ist für den Erhalt der Muskelmasse, die Unterstützung des Stoffwechsels und das Sättigungsgefühl notwendig.

- Pflanzliche Proteine: Integrieren Sie pflanzliche Proteinquellen in Ihre Ernährung, um für Abwechslung und zusätzliche gesundheitliche Vorteile zu sorgen.

Achtsames Essen und Portionskontrolle

1. Plattenzusammensetzung

Teilen Sie Ihren Teller auf: Teilen Sie Ihren Teller in Stücke für Gemüse, Proteine und Kohlenhydrate. Dies erleichtert die Portionsverwaltung und garantiert ein ausgewogenes Abendessen.

Vermeiden Sie zu große Mengen: Um zu viel Essen zu vermeiden, achten Sie auf die Portionsgrößen. Um ein volleres Gericht zuzubereiten, sollten kleinere Teller und Schüsseln verwendet werden.

2. Achtsame Essgewohnheiten

Essen Sie ohne Ablenkung: Essen Sie fernab vom Fernseher oder Computer. Um die Zufriedenheit zu steigern und die Wahrscheinlichkeit einer übermäßigen Nahrungsaufnahme zu verringern, konzentrieren Sie sich auf das sensorische Erlebnis des Essens.

Langsam und gründlich kauen: Kauen Sie Ihr Essen langsam und gründlich. Dies fördert nicht nur die Verdauung, sondern gibt dem Körper auch Zeit, ein Sättigungsgefühl zu erkennen.

3. Beachten Sie Ihre Hunger- und Sättigungssignale

Respektieren Sie Hunger und Sättigung: Achten Sie auf die Anzeichen von Hunger und Sättigung. Konsumieren Sie, wenn Sie hungrig sind, und hören Sie auf, wenn Sie zufrieden sind. Vermeiden Sie die Gewohnheit zu essen, bis Sie vollkommen zufrieden sind.

Intuitives Essen: Hören Sie auf die Signale Ihres Körpers, anstatt sich strikt an äußere Faktoren wie Essenspläne oder kulturelle Standards anzupassen.

Zeitpunkt der Mahlzeiten und Snacks

1. Regelmäßige Essenszeiten

Konstanter Essensplan: Halten Sie einen konstanten Essens- und Snackplan ein. Dies unterstützt die Blutzuckerregulierung und sorgt für eine gleichmäßige Energieversorgung über den Tag hinweg.

Längeres Fasten sollte vermieden werden, da es später zu Essattacken kommen kann. Verteilen Sie Ihren Kalorienverbrauch über den Tag.

2. Snack-Balance

Genießen Sie nährstoffreiche Lebensmittel wie griechischen Joghurt mit Beeren, Gemüsesticks mit Hummus oder eine Handvoll Nüsse. Diese können dazu beitragen, Essattacken zwischen den Mahlzeiten zu vermeiden.

Achtsames Knabbern: Achten Sie beim Knabbern auf die Portionsmengen. Um sinnloses Naschen zu vermeiden, portionieren Sie die Snacks vorab.

3. Berücksichtigen Sie die Blutzuckerreaktionen

Kombinieren Sie Kohlenhydrate mit Proteinen: Um einen Anstieg des Blutzuckerspiegels zu vermeiden, essen Sie

Kohlenhydrate zusammen mit einer Proteinquelle. Kombinieren Sie Apfelscheiben zum Beispiel mit Mandelbutter.

Mäßige Portionsgrößen: Auch beim Naschen sollten Sie auf die Portionsgrößen achten. Dies ist besonders wichtig für Diabetiker.

Essen zum Einbeziehen

1.Komplexe Kohlenhydrate

- **Vollkorn:** Quinoa, brauner Reis, Hafer, Gerste und Vollkorn.

- **Hülsenfrüchte:** Beispiele hierfür sind Kidneybohnen, schwarze Bohnen, Linsen und Kichererbsen.

- **Stärkehaltiges Gemüse:** Süßkartoffeln, Butternusskürbis und Erbsen.

2.Schlanke Proteine

- **Geflügel:** Hähnchen und Truthahn ohne Haut.

- **Fisch:** Beispiele hierfür sind Lachs, Forelle und Sardinen.

- **Pflanzliche Proteine:** Tofu, Tempeh und Hülsenfrüchte.

3.Gesunde Fette

- **Avocado:** Reich an einfach ungesättigten Fetten.

- **Nüsse und Samen:** Beispiele sollen Leinsamen, Mandeln, Walnüsse und Chiasamen sein.

- **Olivenöl:** Ein Beispiel hierfür ist natives Olivenöl

4.Früchte

- **Beeren:** Blaubeeren, Erdbeeren und Himbeeren.

- **Zitrusfrüchte:** Orangen, Zitronen und Grapefruits.

- **Äpfel:** Für zusätzliche Ballaststoffe wird es mit der Haut gegessen.

5.Gemüse

- Spinat, Grünkohl und Mangold sind Beispiele für Blattgemüse.

- Zu den Kreuzblütlern gehören Brokkoli, Blumenkohl und Rosenkohl.

- Helles Gemüse: Paprika, Tomaten und Karotten.

6.Milchprodukte oder Milchalternativen

- **Griechischer Joghurt:** Reich an Proteinen und Probiotika.

- **Mandelmilch oder Sojamilch:** Ungesüßte Optionen.

7.Kräuter und Gewürze

- **Kurkuma:** Entzündungshemmende Eigenschaften.

- **Zimt:**Zimt kann bei der Regulierung des Blutzuckers helfen.

- **Ingwer:** Bekannt für seine entzündungshemmende Wirkung.

8.Flüssigkeitszufuhr:

- **Wasser:** Bleiben Sie den ganzen Tag über gut hydriert.

- **Kräutertees:** Kamille, Pfefferminze und grüner Tee.

Lebensmittel, die Sie einschränken oder vermeiden sollten

1.Raffinierte Kohlenhydrate

- **Weißbrot:** Wählen Sie stattdessen Vollkornprodukte.

- **Zuckerhaltiges Getreide:** Entscheiden Sie sich für Optionen mit wenig Zucker und hohem Ballaststoffgehalt.

- **Verarbeitete Snacks:** Chips, Kekse und Gebäck.

2.Gesättigte und Transfette

- **Fritiertes Essen:** Begrenzen Sie frittierte Speisen.

- **Verarbeitetes Fleisch:** Speck, Würstchen und Hot Dogs.

- **Kommerzielle Backwaren:** Reich an Transfetten.

3.Zugesetzter Zucker

- Zu den zuckerhaltigen Getränken zählen Limonaden, Fruchtsäfte und gesüßte Getränke.

- **Süßigkeiten und Süßigkeiten:** Wählen Sie natürliche Süßstoffe in Maßen.

- **Kommerzielle Desserts:** Reich an raffiniertem Zucker.

4.Lebensmittel mit hohem glykämischen Index

- **Weiße Kartoffeln:** Wählen Sie Süßkartoffeln oder moderate Portionen.

- **Instant-Haferflocken:** Entscheiden Sie sich für Haferflocken oder Haferflocken.

- **Wassermelone:** Aufgrund seines höheren glykämischen Index in Maßen konsumieren.

5.Milchprodukte mit Zuckerzusatz

- **Gesüßter Joghurt:** Wählen Sie Naturjoghurt, griechischen oder ungesüßten Joghurt.

- **Aromatisierte Milch:** Entscheiden Sie sich für ungesüßte Mandel- oder Sojamilch.

6.Übermäßiger Alkohol

- **Begrenzen Sie die Aufnahme:** Wenn Sie Alkohol konsumieren, tun Sie dies in Maßen.

- **Vermeiden Sie zuckerhaltige Cocktails:** Entscheiden Sie sich für Wein, helles Bier oder Spirituosen mit zuckerfreien Mixern.

Überlegungen zu PCOS und Diabetes

- **Konsistentes Essens-Timing:** Achten Sie auf regelmäßige Essens- und Snackzeiten, um die Blutzuckerkontrolle zu unterstützen.

- **Ausgewogene Makronährstoffe:** Fügen Sie jeder Mahlzeit eine Mischung aus Kohlenhydraten, Proteinen und gesunden Fetten hinzu.

- **Ballaststoffreiche Auswahl:** Priorisieren Sie ballaststoffreiche Lebensmittel, um das Sättigungsgefühl zu fördern und den Blutzuckerspiegel zu regulieren.

- **Teil Kontrolle:** Achten Sie auf die Portionsgrößen, um die Kalorienaufnahme zu steuern und das Gewichtsmanagement zu unterstützen.

KAPITEL 1

Frühstücksrezepte

1. Quinoa-Frühstücksschüssel

Zutaten

- 1 Tasse gekochte Quinoa
- 1/2 Tasse gemischte Beeren
- 1 Esslöffel gehackte Nüsse (Mandeln, Walnüsse)
- 1 Esslöffel Chiasamen
- 1/2 Tasse ungesüßte Mandelmilch

Vorbereitung

- Alle Zutaten in einer Schüssel vermischen.
- Sofort servieren.

Nährwert-Information

- Kalorien: 300
- Protein: 10g
- Faser: 8g
- Kohlenhydrate: 45g
- Gesunde Fette: 12g

Serviergröße: 1 Schüssel

Vorbereitungszeit: 10 Minuten

2. Eier-Gemüse-Rührei

Zutaten

- 2 Eier
- 1/2 Tasse Spinat, gehackt
- 1/4 Tasse Kirschtomaten, halbiert
- 1/4 Tasse Paprika, gewürfelt
- 1 Teelöffel Olivenöl

Vorbereitung

- In einer Pfanne das Gemüse in Olivenöl anbraten.
- Verquirlte Eier hinzufügen und verrühren.
- Kochen, bis die Eier fest sind.

Nährwert-Information

- Kalorien: 250
- Protein: 18g
- Faser: 4g
- Kohlenhydrate: 8g
- Gesunde Fette: 15g

Serviergröße: 1 Portion

Vorbereitungszeit: 15 Minuten

3. Perfekter griechischer Joghurt

Zutaten

- 1 Tasse griechischer Joghurt (ungesüßt)
- 1/2 Tasse gemischte Beeren
- 2 Esslöffel Müsli (zuckerfrei)
- 1 Esslöffel Honig (optional)

Vorbereitung

- Joghurt, Beeren und Müsli sollten schichtweise in ein Glas gegeben werden.
- Nach Belieben mit Honig beträufeln.

Nährwert-Information

- Kalorien: 280
- Protein: 20g
- Ballaststoffe: 5g
- Kohlenhydrate: 35g
- Gesunde Fette: 8g

Serviergröße: 1 perfekt

Vorbereitungszeit: 5 Minuten

4. Süßkartoffelhasch

Zutaten

- 1 Tasse Süßkartoffeln, gerieben
- 1/4 Tasse rote Zwiebel, gewürfelt
- 1/4 Tasse schwarze Bohnen, abgetropft und abgespült
- 1 Teelöffel Olivenöl
- 1/2 Teelöffel geräuchertes Paprikapulver

Vorbereitung

- Süßkartoffeln und Zwiebeln in Olivenöl anbraten, bis sie gar sind.
- Schwarze Bohnen und geräuchertes Paprikapulver hinzufügen und weitere 2 Minuten kochen lassen.

Nährwert-Information

- Kalorien: 220
- Protein: 6g
- Faser: 8g
- Kohlenhydrate: 35g
- Gesunde Fette: 5g

Serviergröße: 1 Tasse

Vorbereitungszeit: 20 Minuten

5. Chia-Samen-Pudding

Zutaten

- 2 Esslöffel Chiasamen
- 1 Tasse ungesüßte Mandelmilch
- 1/2 Teelöffel Vanilleextrakt
- 1 Esslöffel gehobelte Mandeln
- 1/2 Tasse gemischte Beeren

Vorbereitung

- Chiasamen, Mandelmilch und Vanilleextrakt vermischen.
- Lassen Sie es über Nacht im Kühlschrank.
- Vor dem Servieren mit gehobelten Mandeln und Beeren belegen.

Nährwert-Information

- Kalorien: 180
- Protein: 5g
- Ballaststoffe: 10 g
- Kohlenhydrate: 20g
- Gesunde Fette: 9g

Serviergröße: 1 Portion

Vorbereitungszeit: 5 Minuten (plus Einweichen über Nacht)

6. Mandelmehl-Pfannkuchen

Zutaten

- 1 Tasse Mandelmehl
- 2 Eier
- 1/2 Tasse ungesüßte Mandelmilch
- 1 Teelöffel Backpulver
- 1/2 Teelöffel Vanilleextrakt

Vorbereitung

- Alle Zutaten sollten vermischt werden, bis ein Teig entsteht.
- Pfannkuchen sollten auf einer Grillplatte goldbraun gebacken werden.

Nährwert-Information

- Kalorien: 280
- Protein: 12g
- Faser: 4g
- Kohlenhydrate: 10g
- Gesunde Fette: 22g

Serviergröße: 2 Pfannkuchen

Vorbereitungszeit: 15 Minuten

7. Avocado-Tomaten-Toast

Zutaten

- Vollkornbrot aus 2 Scheiben oder glutenfreies Brot.

- 1/2 Avocado, püriert

- 1/2 Tasse Kirschtomaten, in Scheiben geschnitten

- Mit schwarzem Pfeffer und Meersalz bestreuen

Vorbereitung

- Das Brot sollte geröstet und mit zerdrückter Avocado bestreut werden.

- In Scheiben geschnittene Tomaten hinzufügen und mit Pfeffer und Meersalz würzen.

Nährwert-Information

- Kalorien: 260

- Protein: 8g

- Ballaststoffe: 10 g

- Kohlenhydrate: 30g

- Gesunde Fette: 14g

Serviergröße: 1 Portion

Vorbereitungszeit: 10 Minuten

8. Lachs-Gemüse-Omelett

Zutaten

- 2 Eier
- 1/4 Tasse geräucherter Lachs, gehackt
- 1/4 Tasse Brokkoli, gehackt
- 1/4 Tasse Feta-Käse, zerbröselt
- 1 Teelöffel Olivenöl

Vorbereitung

- Eier verquirlen und in eine erhitzte, geölte Pfanne geben.
- Räucherlachs, Brokkoli und Feta hinzufügen. Das Omelett falten.

Nährwert-Information

- Kalorien: 320
- Protein: 22g
- Ballaststoffe: 3g
- Kohlenhydrate: 5g
- Gesunde Fette: 24g

Serviergröße: 1 Omelett

Vorbereitungszeit: 15 Minuten

9. Beeren-Spinat-Smoothie

Zutaten

- 1 Tasse Spinat
- 1/2 Tasse gemischte Beeren
- 1/2 Banane
- 1/2 Tasse ungesüßte Mandelmilch
- 1 Esslöffel Chiasamen

Vorbereitung

- Alle Zutaten glatt rühren.
- In ein Glas füllen und genießen.

Nährwert-Information

- Kalorien: 180
- Protein: 5g
- Faser: 8g
- Kohlenhydrate: 30g
- Gesunde Fette: 5g

Serviergröße: 1 Smoothie

Vorbereitungszeit: 5 Minuten

10. Blumenkohl-Frühstücksschüssel

Zutaten

- 1 Tasse Blumenkohlreis, gekocht
- 1/4 Tasse schwarze Bohnen, abgetropft und abgespült
- 1/4 Tasse Salsa
- 1/4 Avocado, in Scheiben geschnitten
- 2 Esslöffel Koriander, gehackt

Vorbereitung

- Blumenkohlreis, schwarze Bohnen und Salsa in einer Schüssel vermischen.
- Mit Avocadoscheiben und Koriander belegen.

Nährwert-Information

- Kalorien: 230
- Protein: 9g
- Faser: 12g
- Kohlenhydrate: 30g
- Gesunde Fette: 10g
- **Serviergröße:** 1 Schüssel
- **Vorbereitungszeit:** 10 Minuten

KAPITEL 2

Mittagsrezepte

1. Gegrillter Hähnchen-Quinoa-Salat

Zutaten

- 4 Unzen gegrillte Hähnchenbrust
- 1/2 Tasse gekochte Quinoa
- 1 Tasse gemischtes Grün
- 1/4 Tasse Kirschtomaten, halbiert
- 1/4 Tasse Gurke, in Scheiben geschnitten
- 1 Esslöffel Olivenöl und Balsamico-Vinaigrette

Vorbereitung

- Gegrilltes Hähnchen, Quinoa, gemischtes Gemüse, Tomaten und Gurke mischen.
- Es sollte mit Olivenöl und Balsamico-Vinaigrette beträufelt werden.

Nährwert-Information

- Kalorien: 400
- Protein: 30g
- Faser: 6g
- Kohlenhydrate: 30g
- Gesunde Fette: 18g

Serviergröße: 1 Salat

Vorbereitungszeit: 20 Minuten

2. Lachs-Gemüse-Pfanne

Zutaten

- 4 Unzen Lachsfilet, gewürfelt
- 1 Tasse Brokkoliröschen
- 1/2 Tasse Paprika, in Scheiben geschnitten
- 1/4 Tasse Sojasauce (natriumarm)
- 1 Esslöffel Sesamöl
- 1 Teelöffel Ingwer, gehackt

Vorbereitung

- Lachs, Brokkoli und Paprika in Sesamöl und Ingwer anbraten.
- Sojasauce hinzufügen und rühren, bis sie gar ist.

Nährwert-Information

- Kalorien: 350
- Protein: 25g
- Ballaststoffe: 5g
- Kohlenhydrate: 15g
- Gesunde Fette: 20g

Serviergröße: 1 Portion

Vorbereitungszeit: 15 Minuten

3. Schüssel mit Quinoa und schwarzen Bohnen

Zutaten

- 1/2 Tasse gekochte Quinoa
- 1/2 Tasse schwarze Bohnen, abgetropft und abgespült
- 1/4 Tasse Maiskörner
- 1/4 Tasse gewürfelte Tomaten
- 1/4 Tasse Avocado, gewürfelt
- 1 Esslöffel Limettensaft

Vorbereitung

- Quinoa, schwarze Bohnen, Mais, Tomaten und Avocado mischen.
- Mit Limettensaft beträufeln.

Nährwert-Information

- Kalorien: 320
- Protein: 15g
- Faser: 12g
- Kohlenhydrate: 45g
- Gesunde Fette: 10g

Serviergröße: 1 Schüssel

Vorbereitungszeit: 20 Minuten

4. Truthahn-Gemüse-Wrap

Zutaten

- 4 Unzen gemahlener Truthahn, gekocht
- 1 Vollkornwickel
- 1/4 Tasse Hummus
- 1/4 Tasse geriebener Salat
- 1/4 Tasse Gurke, julieniert

Vorbereitung

- Hummus auf dem Wrap verteilen, Truthahn, Salat und Gurke hinzufügen.
- Es sollte zu einer Folie gerollt und in zwei Hälften geschnitten werden.

Nährwert-Information

- Kalorien: 380
- Protein: 25g
- Faser: 8g
- Kohlenhydrate: 35g
- Gesunde Fette: 15g

Serviergröße: 1 Packung

Vorbereitungszeit: 15 Minuten

5. Vegetarische, mit Quinoa gefüllte Paprikaschoten

Zutaten

- 2 Paprika, halbiert
- 1 Tasse gekochte Quinoa
- 1/2 Tasse schwarze Bohnen, abgetropft und abgespült
- 1/4 Tasse Maiskörner
- 1/4 Tasse gewürfelte Tomaten
- 1/4 Tasse geriebener Käse

Vorbereitung

- Quinoa, schwarze Bohnen, Mais, Tomaten und die Hälfte des Käses vermischen.
- Die Paprika mit der Mischung füllen, mit dem restlichen Käse belegen und backen, bis die Paprika weich sind.

Nährwert-Information

- Kalorien: 320
- Protein: 15g
- Ballaststoffe: 10 g
- Kohlenhydrate: 45g
- Gesunde Fette: 8g

Serviergröße: 2 Hälften

Vorbereitungszeit: 30 Minuten

6. Linsen- und Gemüsesuppe

Zutaten

- 1/2 Tasse trockene Linsen, abgespült
- 1 Tasse gemischtes Gemüse (Karotten, Sellerie, Zwiebeln)
- 1 Knoblauchzehe, gehackt
- 4 Tassen natriumarme Gemüsebrühe
- 1 Teelöffel Kreuzkümmel

Vorbereitung

- Knoblauch anbraten, Linsen, Gemüse, Brühe und Kreuzkümmel hinzufügen.
- Köcheln lassen, bis die Linsen weich sind.

Nährwert-Information

- Kalorien: 250
- Protein: 15g
- Ballaststoffe: 10 g
- Kohlenhydrate: 40g
- Gesunde Fette: 2g

Serviergröße: 2 Tassen

Vorbereitungszeit: 40 Minuten

7. Garnelen- und Zucchini-Nudeln

Zutaten

- 4 Unzen Garnelen, geschält und entdarmt
- 1 mittelgroße Zucchini, spiralisiert
- 1/4 Tasse Kirschtomaten, halbiert
- 1 Esslöffel Olivenöl
- 1/2 Teelöffel rote Paprikaflocken

Vorbereitung

- Garnelen, Zucchininudeln und Tomaten in Olivenöl anbraten.
- Mit roten Paprikaflocken würzen.

Nährwert-Information

- Kalorien: 280
- Protein: 20g
- Ballaststoffe: 5g
- Kohlenhydrate: 15g
- Gesunde Fette: 15g

Serviergröße: 1 Portion

Vorbereitungszeit: 15 Minuten

8. Pilz-Spinat-Omelett

Zutaten

- 2 Eier
- 1/2 Tasse Champignons, in Scheiben geschnitten
- 1 Tasse Spinat
- 1/4 Tasse Feta-Käse, zerbröckelt
- 1 Teelöffel Olivenöl

Vorbereitung

- Pilze und Spinat in Olivenöl anbraten.
- Verquirlte Eier über das Gemüse gießen, Feta dazugeben und kochen, bis es fest ist.

Nährwert-Information

- Kalorien: 320
- Protein: 20g
- Faser: 4g
- Kohlenhydrate: 10g
- Gesunde Fette: 22g

Serviergröße: 1 Omelett

Vorbereitungszeit: 15 Minuten

9. Kichererbsen-Spinat-Salat

Zutaten

- 1 Tasse Kichererbsen aus der Dose, abgetropft und abgespült
- 2 Tassen frischer Spinat
- 1/4 Tasse rote Zwiebel, in dünne Scheiben geschnitten
- 1/4 Tasse Feta-Käse, zerbröselt
- 1 Esslöffel Zitronenvinaigrette

Vorbereitung

- Kichererbsen, Spinat, rote Zwiebeln und Feta mischen.
- Mit Zitronenvinaigrette beträufeln.

Nährwert-Information

- Kalorien: 280
- Protein: 15g
- Faser: 8g
- Kohlenhydrate: 35g
- Gesunde Fette: 10g

Serviergröße: 1 Salat

Vorbereitungszeit: 10 Minuten

10. Süßkartoffel und Puten-Chili

Zutaten

- 1 Pfund gemahlener Truthahn
- 1 Süßkartoffel, gewürfelt
- 1 Dose (15 oz) gewürfelte Tomaten
- 1 Tasse schwarze Bohnen, abgetropft und abgespült
- 1 Tasse natriumarme Hühnerbrühe
- 1 Esslöffel Chilipulver

Vorbereitung

- Truthahn in einem Topf anbraten, Süßkartoffeln, Tomaten, schwarze Bohnen, Brühe und Chilipulver hinzufügen.
- Köcheln lassen, bis die Süßkartoffeln weich sind.

Nährwert-Information

- Kalorien: 380
- Protein: 25g
- Faser: 12g
- Kohlenhydrate: 40g
- Gesunde Fette: 15g

Serviergröße: 1 Tasse

Vorbereitungszeit: 40 Minuten

KAPITEL 3

Abendessen-Rezepte

1. Gebackenes Zitronen-Kräuter-Hähnchen

Zutaten

- 4 Unzen Hähnchenbrust
- 1 Esslöffel Olivenöl
- 1 Teelöffel Zitronenschale
- 1 Esslöffel frische Kräuter (Rosmarin, Thymian)
- Salz und Pfeffer nach Geschmack

Vorbereitung

- Hähnchen mit Olivenöl, Zitronenschale, Kräutern, Salz und Pfeffer einreiben.
- Backen, bis das Hähnchen gar ist.

Nährwert-Information

- Kalorien: 300
- Protein: 30g
- Ballaststoffe: 2g
- Kohlenhydrate: 1g
- Gesunde Fette: 18g

Serviergröße: 1 Portion

Vorbereitungszeit: 30 Minuten

2. Blumenkohlreis mit Tofu anbraten

Zutaten

- 1 Tasse Blumenkohlreis
- 4 Unzen Tofu, gewürfelt
- Gemischtes Gemüse (Brokkoli, Paprika, Karotten) von 1/2 Tasse
- 2 Esslöffel natriumarme Sojasauce
- 1 Esslöffel Sesamöl

Vorbereitung

- Tofu und Gemüse in Sesamöl anbraten, Blumenkohlreis und Sojasauce hinzufügen.
- Rühren, bis es durchgeheizt ist.

Nährwert-Information

- Kalorien: 250
- Protein: 18g
- Faser: 8g
- Kohlenhydrate: 15g
- Gesunde Fette: 12g

Serviergröße: 1 Portion

Vorbereitungszeit: 20 Minuten

3. Lachs- und Spargelfolienpackung

Zutaten

- 4 Unzen Lachsfilet
- 1 Tasse Spargelstangen
- 1 Esslöffel Olivenöl
- Zitronenscheiben
- Salz und Pfeffer nach Geschmack

Vorbereitung

- Lachs und Spargel auf eine Folie legen.
- Mit Olivenöl beträufeln, Zitronenscheiben, Salz und Pfeffer hinzufügen.
- Verschließen und backen, bis der Lachs gar ist.

Nährwert-Information

- Kalorien: 320
- Protein: 25g
- Faser: 4g
- Kohlenhydrate: 8g
- Gesunde Fette: 20g

Serviergröße: 1 Paket

Vorbereitungszeit: 25 Minuten

4. Vegetarisches Linsen-Spinat-Curry

Zutaten

- 1 Tasse trockene Linsen, abgespült
- 2 Tassen Spinat
- 1 Dose (15 oz) gewürfelte Tomaten
- 1 Zwiebel, gewürfelt
- 1 Esslöffel Currypulver

Vorbereitung

- Linsen kochen, Zwiebeln anbraten, Tomaten, Spinat und Currypulver hinzufügen.
- Köcheln lassen, bis die Linsen weich sind.

Nährwert-Information

- Kalorien: 280
- Protein: 15g
- Faser: 12g
- Kohlenhydrate: 40g
- Gesunde Fette: 2g

Serviergröße: 1 Tasse

Vorbereitungszeit: 40 Minuten

5. Puten- und Gemüsespieße

Zutaten

- 4 Unzen gemahlener Truthahn
- 1/2 Paprika, gewürfelt
- 1/2 Zucchini, in Scheiben geschnitten
- 1 Esslöffel Olivenöl
- 1 Teelöffel italienisches Gewürz

Vorbereitung

- Putenhackfleisch mit italienischem Gewürz vermischen und mit dem Gemüse kleine Spieße formen.
- Grillen oder backen, bis der Truthahn gar ist.

Nährwert-Information

- Kalorien: 320
- Protein: 20g
- Faser: 6g
- Kohlenhydrate: 15g
- Gesunde Fette: 18g

Serviergröße: 1 Portion

Vorbereitungszeit: 25 Minuten

6. Spaghettikürbis mit Puten-Bolognese

Zutaten

- 1 kleiner Spaghettikürbis
- 4 Unzen gemahlener Truthahn
- 1 Tasse Tomatensauce ohne Zuckerzusatz.
- 1/4 Tasse geriebener Parmesankäse

Vorbereitung

- Spaghettikürbis rösten, Truthahn anbraten, Tomatensauce hinzufügen und kochen, bis er erhitzt ist.
- Bolognese über Spaghettikürbis servieren und mit Parmesan bestreuen.

Nährwert-Information

- Kalorien: 300
- Protein: 22g
- Faser: 8g
- Kohlenhydrate: 20g
- Gesunde Fette: 15g

Serviergröße: 1 Portion

Vorbereitungszeit: 45 Minuten

7. Quinoa und schwarze Bohnen mit gefüllter Paprika

Zutaten

- 2 Paprika, halbiert
- 1 Tasse gekochte Quinoa
- 1/2 Tasse schwarze Bohnen, abgetropft und abgespült
- 1/4 Tasse Maiskörner
- 1/4 Tasse gewürfelte Tomaten

Vorbereitung

- Quinoa, schwarze Bohnen, Mais und Tomaten mischen.
- Paprika mit der Mischung füllen und backen, bis die Paprika weich sind.

Nährwert-Information

- Kalorien: 320
- Protein: 15g
- Ballaststoffe: 10 g
- Kohlenhydrate: 45g
- Gesunde Fette: 8g

Serviergröße: 2 Hälften

Vorbereitungszeit: 40 Minuten

8. Mit Pilzen und Spinat gefüllte Hähnchenbrust

Zutaten

- 4 Unzen Hähnchenbrust
- 1/2 Tasse Champignons, gehackt
- 1 Tasse frischer Spinat
- 1/4 Tasse Feta-Käse, zerbröselt
- 1 Teelöffel Olivenöl

Vorbereitung

- Pilze und Spinat in Olivenöl anbraten.
- Hähnchenbrust mit sautiertem Gemüse und Feta füllen.

Nährwert-Information

- Kalorien: 320
- Protein: 30g
- Faser: 4g
- Kohlenhydrate: 8g
- Gesunde Fette: 18g

Serviergröße: 1 Portion

Vorbereitungszeit: 30 Minuten

9. Kohl-Puten-Pfanne

Zutaten

- 4 Unzen gemahlener Truthahn
- 2 Tassen geriebener Kohl
- 1/2 Tasse Karotten, julieniert
- 1 Esslöffel Sojasauce (natriumarm)
- 1 Esslöffel Sesamöl

Vorbereitung

- Truthahn anbraten, Kohl, Karotten, Sojasauce und Sesamöl hinzufügen.
- Rühren, bis das Gemüse weich ist.

Nährwert-Information

- Kalorien: 280
- Protein: 20g
- Faser: 8g
- Kohlenhydrate: 15g
- Gesunde Fette: 15g

Serviergröße: 1 Portion

Vorbereitungszeit: 20 Minuten

10. Auberginen-Kichererbsen-Curry

Zutaten

- 1 Aubergine, gewürfelt
- Kichererbsen, abgetropft und abgespült von 1 Dose
- 1 Tasse Tomatensauce ohne Zuckerzusatz.
- 1 Esslöffel Currypulver
- 1 Esslöffel Olivenöl

Vorbereitung

- Auberginen in Olivenöl anbraten, Kichererbsen, Tomatensauce und Currypulver hinzufügen.
- Köcheln lassen, bis die Aubergine weich ist.

Nährwert-Information

- Kalorien: 300
- Protein: 12g
- Faser: 12g
- Kohlenhydrate: 40g
- Gesunde Fette: 10g

Serviergröße: 1 Tasse

Vorbereitungszeit: 35 Minuten

KAPITEL 4

Snacks-Rezepte

1. Griechischer Joghurt und Beerenparfait

Zutaten

- 1 Tasse griechischer Joghurt (ungesüßt)
- 1/2 Tasse gemischte Beeren
- 1 Esslöffel gehackte Nüsse (Mandeln, Walnüsse)
- 1 Teelöffel Honig (optional)

Vorbereitung

- Griechischen Joghurt, Beeren und Nüsse in ein Glas schichten.
- Nach Belieben mit Honig beträufeln.

Nährwert-Information

- Kalorien: 200
- Protein: 15g
- Ballaststoffe: 3g
- Kohlenhydrate: 20g
- Gesunde Fette: 8g

Serviergröße: 1 perfekt

Vorbereitungszeit: 5 Minuten

2. Gemüsesticks mit Hummus

Zutaten

- 1 Tasse Karotten- und Gurkenstangen
- 2 Esslöffel Hummus

Vorbereitung

- Gemüsesticks auf einem Teller anrichten.
- Mit Hummus zum Dippen servieren.

Nährwert-Information

- Kalorien: 100
- Protein: 3g
- Ballaststoffe: 5g
- Kohlenhydrate: 15g
- Gesunde Fette: 4g

Serviergröße: 1 Portion

Vorbereitungszeit: 10 Minuten

3. Gebackene Grünkohlchips

Zutaten

- 2 Tassen Grünkohl, in mundgerechte Stücke gerissen
- 1 Esslöffel Olivenöl
- 1/2 Teelöffel Meersalz

Vorbereitung

- Grünkohl sollte in Olivenöl und Salz geschwenkt werden.
- Knusprig backen.

Nährwert-Information

- Kalorien: 50
- Protein: 2g
- Ballaststoffe: 3g
- Kohlenhydrate: 8g
- Gesunde Fette: 3g

Serviergröße: 1 Tasse

Vorbereitungszeit: 15 Minuten

4. Chia-Samen-Pudding mit Mandelmilch

Zutaten

- 2 Esslöffel Chiasamen
- 1 Tasse ungesüßte Mandelmilch
- 1/2 Teelöffel Vanilleextrakt
- 1/2 Tasse geschnittene Erdbeeren

Vorbereitung

- Chiasamen, Mandelmilch und Vanilleextrakt vermischen.
- Lassen Sie es im Kühlschrank, bis es eindickt.
- Vor dem Servieren mit geschnittenen Erdbeeren belegen.

Nährwert-Information

- Kalorien: 150
- Protein: 5g
- Faser: 8g
- Kohlenhydrate: 15g
- Gesunde Fette: 7g

Serviergröße: 1 Portion

Vorbereitungszeit: 5 Minuten (plus Kühlzeit)

5. Schüssel mit Hüttenkäse und Ananas

Zutaten

- 1/2 Tasse fettarmer Hüttenkäse
- 1/2 Tasse frische Ananasstücke
- 1 Esslöffel Kokosraspeln

Vorbereitung

- Hüttenkäse und Ananas vermischen und mit Kokosraspeln belegen.

Nährwert-Information

- Kalorien: 180
- Protein: 15g
- Ballaststoffe: 2g
- Kohlenhydrate: 20g
- Gesunde Fette: 5g

Serviergröße: 1 Portion

Vorbereitungszeit: 5 Minuten

6. Truthahn-Avocado-Salat-Wraps

Zutaten

- 4 Unzen Putenscheiben
- 1/2 Avocado, in Scheiben geschnitten
- Salatblätter zum Einwickeln

Vorbereitung

- Putenscheiben und Avocado auf Salatblätter legen.
- In Wraps rollen.

Nährwert-Information

- Kalorien: 250
- Protein: 20g
- Faser: 6g
- Kohlenhydrate: 10g
- Gesunde Fette: 15g

Serviergröße: 1 Portion

Vorbereitungszeit: 10 Minuten

7. Mandel-Beeren-Smoothie

Zutaten

- 1 Tasse ungesüßte Mandelmilch
- 1/2 Tasse gemischte Beeren
- 1 Esslöffel Mandelbutter
- 1 Messlöffel Proteinpulver (ungesüßt)

Vorbereitung

- Mandelmilch, Beeren, Mandelbutter und Proteinpulver glatt rühren.
- In ein Glas füllen und genießen.

Nährwert-Information

- Kalorien: 250
- Protein: 20g
- Ballaststoffe: 5g
- Kohlenhydrate: 20g
- Gesunde Fette: 12g

Serviergröße: 1 Smoothie

Vorbereitungszeit: 5 Minuten

8. Eiermuffins mit Spinat und Feta

Zutaten

- 2 Eier
- 1/2 Tasse Spinat, gehackt
- 1/4 Tasse Feta-Käse, zerbröckelt
- Salz und Pfeffer nach Geschmack

Vorbereitung

- Eier verquirlen, Spinat, Feta, Salz und Pfeffer hinzufügen.
- In Muffinformen füllen und backen, bis es fest ist.

Nährwert-Information

- Kalorien: 180
- Protein: 15g
- Ballaststoffe: 2g
- Kohlenhydrate: 3g
- Gesunde Fette: 12g

Serviergröße: 2 Muffins

Vorbereitungszeit: 20 Minuten

9. Gurken- und Hummus-Häppchen

Zutaten

- 1 Gurke, in Scheiben geschnitten
- 2 Esslöffel Hummus
- Kirschtomaten zum Garnieren

Vorbereitung

- Gurkenscheiben sollten mit Hummus und Kirschtomaten belegt werden.

Nährwert-Information

- Kalorien: 100
- Protein: 3g
- Faser: 4g
- Kohlenhydrate: 15g
- Gesunde Fette: 5g

Serviergröße: 1 Portion

Vorbereitungszeit: 10 Minuten

10. Im Ofen geröstete Kichererbsen

Zutaten

- Kichererbsen, abgetropft und abgespült von 1 Dose
- 1 Esslöffel Olivenöl
- 1 Teelöffel Kreuzkümmel
- 1/2 Teelöffel Paprika

Vorbereitung

- Kichererbsen in Olivenöl, Kreuzkümmel und Paprika vermengen.
- Knusprig rösten.

Nährwert-Information

- Kalorien: 180
- Protein: 8g
- Faser: 6g
- Kohlenhydrate: 25g
- Gesunde Fette: 6g

Serviergröße: 1/2 Tasse

Vorbereitungszeit: 30 Minuten

KAPITEL 5

Smoothies

1. Grüner Power-Smoothie

Zutaten

- 1 Tasse Spinat
- 1/2 Gurke, geschält
- 1/2 grüner Apfel, entkernt
- 1/2 Avocado
- 1 Tasse ungesüßte Mandelmilch

Vorbereitung

- Alle Zutaten glatt rühren.

Nährwert-Information

- Kalorien: 200
- Protein: 5g
- Faser: 8g
- Kohlenhydrate: 20g
- Gesunde Fette: 12g

Serviergröße: 1 Smoothie

Vorbereitungszeit: 5 Minuten

2. Berry Protein Blast

Zutaten

- Gemischte Beeren, darunter 1/2 Tasse Erdbeeren, Blaubeeren und Himbeeren.

- 1 Messlöffel Proteinpulver (ungesüßt)

- 1 Esslöffel Mandelbutter

- 1 Tasse ungesüßte Kokosmilch

Vorbereitung

- Beeren, Proteinpulver, Mandelbutter und Kokosmilch glatt rühren.

Nährwert-Information

- Kalorien: 250

- Protein: 20g

- Faser: 6g

- Kohlenhydrate: 15g

- Gesunde Fette: 10g

Serviergröße: 1 Smoothie

Vorbereitungszeit: 5 Minuten

3. Kurkuma-Gewürz-Smoothie

Zutaten

- 1/2 Teelöffel Kurkuma
- 1/2 Teelöffel Zimt
- 1/2 Tasse Mangostücke
- 1/2 Tasse griechischer Joghurt (ungesüßt)
- 1 Tasse Wasser oder Kokoswasser

Vorbereitung

- Kurkuma, Zimt, Mango, griechischen Joghurt und Wasser glatt rühren.

Nährwert-Information

- Kalorien: 180
- Protein: 15g
- Ballaststoffe: 3g
- Kohlenhydrate: 25g
- Gesunde Fette: 3g

Serviergröße: 1 Smoothie

Vorbereitungszeit: 5 Minuten

4. Avocado- und Beerengenuss

Zutaten

- 1/2 Avocado
- Gemischte Beeren (Brombeeren, Himbeeren, Erdbeeren) je ½ Tasse
- 1 Esslöffel Chiasamen
- 1 Tasse ungesüßte Mandelmilch

Vorbereitung

- Avocado, gemischte Beeren, Chiasamen und Mandelmilch glatt rühren.

Nährwert-Information

- Kalorien: 220
- Protein: 5g
- Ballaststoffe: 10 g
- Kohlenhydrate: 20g
- Gesunde Fette: 15g

Serviergröße: 1 Smoothie

Vorbereitungszeit: 5 Minuten

5. Kakao-Bananen-Protein-Smoothie

Zutaten

- 1 Banane
- 1 Esslöffel ungesüßtes Kakaopulver
- 1 Messlöffel Proteinpulver (ungesüßt)
- 1 Esslöffel Mandelbutter
- 1 Tasse ungesüßte Mandelmilch

Vorbereitung

- Banane, Kakaopulver, Proteinpulver, Mandelbutter und Mandelmilch glatt rühren.

Nährwert-Information

- Kalorien: 280
- Protein: 20g
- Faser: 8g
- Kohlenhydrate: 30g
- Gesunde Fette: 12g

Serviergröße: 1 Smoothie

Vorbereitungszeit: 5 Minuten

6. Ananas-Ingwer-Detox-Smoothie

Zutaten

- 1 Tasse Ananasstücke
- 1/2 Zoll frischer Ingwer, geschält
- 1/2 Gurke, geschält
- 1 Esslöffel Leinsamen
- 1 Tasse Wasser oder Kokoswasser

Vorbereitung

- Ananas, Ingwer, Gurke, Leinsamen und Wasser glatt rühren.

Nährwert-Information

- Kalorien: 150
- Protein: 3g
- Ballaststoffe: 5g
- Kohlenhydrate: 20g
- Gesunde Fette: 8g

Serviergröße: 1 Smoothie

Vorbereitungszeit: 5 Minuten

7. Kirsch-Mandel-Smoothie-Bowl

Zutaten

- 1/2 Tasse Kirschen, entkernt
- 1/4 Tasse Mandeln
- 1/2 Tasse griechischer Joghurt (ungesüßt)
- 1 Esslöffel Chiasamen
- 1/4 Tasse Wasser oder Mandelmilch

Vorbereitung

- Kirschen, Mandeln, griechischen Joghurt, Chiasamen und Wasser glatt rühren.
- In eine Schüssel füllen und mit weiteren Mandeln belegen.

Nährwert-Information

- Kalorien: 300
- Protein: 15g
- Faser: 8g
- Kohlenhydrate: 25g
- Gesunde Fette: 18g

Serviergröße: 1 Smoothie-Schüssel

Vorbereitungszeit: 5 Minuten

8. Spinat-Mango-Tango

Zutaten

- 1 Tasse Spinat
- 1/2 Tasse Mangostücke
- 1/2 Banane
- 1 Esslöffel Hanfsamen
- 1 Tasse Kokoswasser

Vorbereitung

- Spinat, Mango, Banane, Hanfsamen und Kokoswasser glatt rühren.

Nährwert-Information

- Kalorien: 180
- Protein: 5g
- Faser: 6g
- Kohlenhydrate: 30g
- Gesunde Fette: 5g

Serviergröße: 1 Smoothie

Vorbereitungszeit: 5 Minuten

9. Kokosnuss-Beeren-Glückseligkeit

Zutaten

- Gemischte Beeren (Erdbeeren, Blaubeeren, Himbeeren von 1/2 Tasse).

- 1/2 Tasse Kokosmilch (ungesüßt)

- 1/4 Tasse Kokosraspeln

- 1 Esslöffel Chiasamen

Vorbereitung

- Mischen Sie gemischte Beeren, Kokosmilch, Kokosraspeln und Chiasamen, bis eine glatte Masse entsteht.

Nährwert-Information

- Kalorien: 220

- Protein: 5g

- Faser: 8g

- Kohlenhydrate: 20g

- Gesunde Fette: 15g

Serviergröße: 1 Smoothie

Vorbereitungszeit: 5 Minuten

10. Minzige Zitrusüberraschung

Zutaten

- 1/2 Tasse Orangenstücke
- 1/2 Tasse Ananasstücke
- 1/2 Limette, entsaftet
- Eine Handvoll frische Minzblätter
- 1 Tasse Wasser oder Kokoswasser

Vorbereitung

- Orangenstücke, Ananas, Limettensaft, Minzblätter und Wasser glatt rühren.

Nährwert-Information

- Kalorien: 160
- Protein: 3g
- Ballaststoffe: 5g
- Kohlenhydrate: 25g
- Gesunde Fette: 1g

Serviergröße: 1 Smoothie

Vorbereitungszeit: 5 Minuten

KAPITEL 6

7-Tage-Speiseplan

Tag 1

Frühstück: Quinoa-Frühstücksschüssel

Mittagessen: Gegrilltes Hähnchen und Quinoa-Salat

Abendessen: Gebackenes Zitronen-Kräuter-Hähnchen

Snack: Griechischer Joghurt und Beerenparfait

Tag 2

Frühstück: Eier-Gemüse-Rührei

Mittagessen: Lachs-Gemüse-Pfanne

Abendessen: Gebratener Blumenkohlreis mit Tofu

Snack: Gemüsesticks mit Hummus

Tag 3

Frühstück: Griechisches Joghurtparfait

Mittagessen: Schüssel mit Quinoa und schwarzen Bohnen

Abendessen: Lachs- und Spargelfolienpackung

Snack: Gebackene Grünkohlchips

Tag 4

Frühstück: Süßkartoffelhasch

Mittagessen: Truthahn-Gemüse-Wrap

Abendessen: Vegetarisches Linsen-Spinat-Curry

Snack: Schüssel mit Hüttenkäse und Ananas

Tag 5

Frühstück: Chia-Samen-Pudding

Mittagessen: Vegetarische, mit Quinoa gefüllte Paprika

Abendessen: Spaghettikürbis mit Puten-Bolognese

Snack: Chia-Samen-Pudding mit Mandelmilch

Tag 6

Frühstück: Pfannkuchen aus Mandelmehl

Mittagessen: Linsen- und Gemüsesuppe

Abendessen: Puten- und Gemüsespieße

Snack: Gurken- und Hummus-Häppchen

Tag 7

Frühstück: Avocado-Tomaten-Toast

Mittagessen: Garnelen- und Zucchininudeln

Abendessen: Auberginen-Kichererbsen-Curry

Snack: Eiermuffins mit Spinat und Feta

KAPITEL 7

Abschluss

Mit dem PCOS-Diät-Kochbuch für Diabetiker begeben wir uns auf eine Reise, bei der es nicht nur um die Bewältigung gesundheitlicher Probleme geht, sondern um einen Lebensstil, der Körper und Seele nährt. Wenn Sie die Seiten dieses Buches schließen, denken Sie daran, dass die Kraft, Ihr Wohlbefinden zu verändern, in den Entscheidungen liegt, die Sie jeden Tag treffen.

Dieses Kochbuch geht über Rezepte hinaus; Es ist ein Beweis für den tiefen Zusammenhang zwischen Ernährung, PCOS und Diabetes. Es ermutigt Sie, den Geschmack gesunder, nährstoffreicher Lebensmittel zu genießen, die sorgfältig zusammengestellt wurden, um Ihre Gesundheitsziele zu unterstützen. Die Seiten sind mit der Essenz von Ausgeglichenheit, achtsamer Ernährung und der Freude erfüllt, die sich aus der Pflege Ihres Körpers mit Zutaten ergibt, die die Vitalität fördern.

Wenn Sie sich mit Wissen und kulinarischer Inspiration in die Küche wagen, denken Sie daran, dass dies nicht nur eine Rezeptsammlung, sondern ein Begleiter auf Ihrer Wellness-Reise ist. Genießen Sie die Vielfalt der Zutaten, die Freude an der Zubereitung und die Zufriedenheit, Ihren Körper mit Mahlzeiten zu nähren, die auf Ihre Gesundheitsziele abgestimmt sind.

Lassen Sie dieses Buch über die Rezepte hinaus eine Quelle der Ermächtigung sein. Möge es Sie dazu inspirieren, fundierte Entscheidungen zu treffen, die Verantwortung für Ihre Gesundheit zu übernehmen und die Freude zu entdecken, die ein gut genährter und widerstandsfähiger Körper mit sich bringt. Denken Sie daran, dass jede Mahlzeit eine Gelegenheit ist, eine positive Beziehung zum Essen zu pflegen, Ihren Körper zu feiern und die Reise zu ganzheitlichem Wohlbefinden zu genießen.

Mögen diese Rezepte in Ihrer Küche zu einer Leinwand für Kreativität werden, einem Raum, in dem Sie nicht nur Mahlzeiten, sondern auch Momente der Selbstfürsorge zubereiten. Der Weg zum Wohlbefinden geht weiter und mit jedem Gericht haben Sie die Möglichkeit, nicht nur Ihren Körper, sondern auch Ihren Geist zu nähren.

Wenn Sie diesen Lebensstil annehmen, soll er ein Fest der Gesundheit sein, ein Beweis für die unglaubliche Stärke in Ihnen und eine Erinnerung daran, dass Sie die größte

Fürsorge verdienen. Die Küche ist Ihr Zufluchtsort und die Zutaten auf diesen Seiten sind die Werkzeuge, um eine Grundlage für Wohlbefinden zu schaffen.

Möge Ihr Weg zur Gesundheit voller köstlicher Entdeckungen, achtsamer Momente und einem neuen Gefühl der Vitalität sein. Dies ist nicht nur ein Kochbuch; Es ist ein Leitfaden für ein Leben, in dem Ihre Beziehung zum Essen von Freude, Ausgeglichenheit und Nahrung geprägt ist. Auf Ihre Gesundheit, Ihre Reise und die spannenden Kapitel, die vor Ihnen liegen. Guten Appetit!

DANKE FÜRS LESEN